Minimetrische Methoden
der
Blutuntersuchung

Zusammengestellt von

Dr. J. A. Mandel
Professor der Chemie, University and Bellevue Hospital Medical College, New York

und

Dr. H. Steudel
a. o. Professor und Abteilungsvorsteher am physiolog. Institut der Universität in Berlin

Mit vier Figuren im Text

Berlin und Leipzig 1921
Vereinigung wissenschaftlicher Verleger
Walter de Gruyter & Co.
vormals G. J. Göschen'sche Verlagshandlung :: J. Guttentag, Verlagsbuchhandlung :: Georg Reimer :: Karl J. Trübner :: Veit & Comp.

Druck von Metzger & Wittig in Leipzig.

Vorwort.

Im Laufe der letzten Jahre sind die minimetrischen Methoden der Blutuntersuchung auf einen hohen Grad der Genauigkeit ausgearbeitet worden: wenige Kubikzentimeter Blut reichen aus, um in ihnen die wichtigsten und charakteristischen Stoffwechselprodukte quantitativ zu bestimmen. In erster Linie hat sich Folin um die Ausarbeitung dieser Methoden verdient gemacht, aber auch eine Reihe anderer Autoren, von denen hier nur van Slyke, Benedict, Myers, Gettler genannt sein mögen, haben wesentlich zur Vervollkommnung der Methoden beigetragen.

Diese Arbeitsmethoden sind in Deutschland bisher wenig beachtet worden, besonders wohl darum, weil die neuere amerikanische Literatur, in der die Forschungsresultate veröffentlicht sind, jetzt hier wenig zugänglich ist. Wir haben uns nun entschlossen, einige dieser Methoden und zwar diejenigen, die von dem einen von uns (M.) in langer Praxis als bequem und zuverlässig ausprobiert sind, genauer zu beschreiben und den Fachgenossen und Klinikern in diesem Heftchen vorzulegen. In neueren amerikanischen Lehrbüchern findet man die Methoden durchweg genau beschrieben, z. B. gaben Hawk, Gradwohl und Mathews in ihren Handbüchern eingehende Beschreibungen. Besonders des letzteren ausgezeichnetes Handbuch hat uns bei der Darstellung mancher der Methoden als Vorbild gedient. Die Zusammenstellung würde eine große Lücke aufweisen, wenn sie nicht auch die Bestimmung der Acidosis nach van Slyke enthielte.

Fast alle Methoden sind colorimetrische Methoden; dafür ist natürlich ein gutes Colorimeter erforderlich, am besten eines nach dem Typus von Duboscq. Die Genauigkeit des Instrumentes muß häufig durch Vergleichung von Standardlösungen nachgeprüft werden. Ebenso ist großer Wert auf die Genauigkeit der erforderlichen Lösungen[1] zu legen, denn da die Bestimmungen an sehr kleinen Mengen gemacht werden, können beim Gebrauch ungenauer Lösungen die Fehler sehr groß werden. Colorimetrische Bestimmungen, scheinbar so leicht und einfach, wollen überhaupt gelernt sein; es dauert eine gewisse Zeit, bis das Auge durch häufige Bestimmungen die nötige Übung in der raschen Beurteilung feiner Farbennuancen erworben hat. Es wird sich häufig ereignen, daß man, auch wenn man scheinbar genau nach den gegebenen Vorschriften arbeitet, anfangs Mißerfolge zu verzeichnen hat. Man lasse sich dadurch nicht beirren und arbeite ruhig weiter. Beherrscht man erst die Methodik mit Sicherheit, so wird man auch die Fehlerquellen vermeiden lernen und brauchbare Resultate erhalten. Aber auch der Geübte wird vorziehen, um sichere Resultate zu erhalten, Doppelbestimmungen auszuführen und häufig Kontrolluntersuchungen an Lösungen bekannten Gehaltes vorzunehmen. Je schneller man auf die Farbengleichheit einstellen lernt, um so besser werden die Resultate bei dem oft rasch erfolgenden Farbenwechsel der Untersuchungslösungen.

[1] Sämtliche Lösungen und Apparate werden genau nach den Vorschriften dieses Heftes von den Vereinigten Fabriken für Laboratoriumsbedarf, Berlin, Luisenstraße 52 geliefert.

Beherrscht man aber erst einmal die Methoden, so hat man ein gutes diagnostisches Hilfsmittel gewonnen, um ohne großen Apparat und komplizierte Laboratoriumseinrichtungen sich schnell über den Zustand des Blutes seiner Patienten unterrichten zu können. In Amerika haben sich die Methoden rasch in den Kliniken und in der Privatpraxis eingeführt.

Durch die Bestimmung des Blutzuckers erhält man schnell ein genaues Bild vom Kohlenhydratstoffwechsel, die Bestimmung des Reststickstoffes und der Extraktivstoffe liefert zuverlässige Anhaltspunkte, um den Zustand der Nieren zu beurteilen und ist bei Nephritis ein gutes Prognostikum für das Herannahen einer Urämie. Die Ursache eines Komas, ob diabetisch, traumatisch, urämisch, toxisch aus einem anderen Grunde, oder vasomotorisch, läßt sich durch eine Blutuntersuchung leicht eruieren.

Die folgende Tabelle gibt die durchschnittlichen Resultate wieder, die von verschiedenen Untersuchern für die wichtigsten Blutbestandteile erhalten wurden, alles auf 100 ccm Blut bezogen:

	Normales menschliches Blut	Anomales menschliches Blut
Reststickstoff . . .	26 bis 43 mg	50 bis 275 mg
Harnstoffstickstoff .	10 „ 22 „	30 „ 235 „
Harnsäure	1,0 „ 4,2 „	5,0 „ 14,3 „
Kreatinin	1,2 „ 2,5 „	3,0 „ 13,0 „
Kreatin u. Kreatinin	5,3 „ 6,7 „	7,0 „ 27,2 „
Glukose	77 „ 119	157 „ 400 „

Die geistreiche Methode von van Slyke zur Bestimmung der sogenannten Alkalireserve des Blutes oder des Kohlensäurebindungsvermögens des Plasmas ist von der größten Bedeutung, wenn es sich darum handelt, die Größe der Säurebildung im Stoffwechsel, die Acidosis, zu bestimmen.

Die folgende Zusammenstellung gibt einige Durchschnittsresultate:

Zustand:	Bindungsvermögen von 1 ccm Plasma, gemessen durch Ablesung des entwickelten Gasvolumens im Apparat:	Die Ablesung entspricht einer Menge CO_2, auf 0° und 760 mm reduziert, gebunden als Bicarbonat in 100 ccm Plasma:
Gesunder Erwachsener in Ruhe (äußerste Grenzen)	0,90 bis 0,65	77 bis 53
Leichte Acidosis .	0,65 „ 0,52	53 „ 40
Mittlere Acidosis .	0,52 „ 0,41	40 „ 30
Schwere Acidosis .	unter 0,41	unter 30

Berlin, im Juni 1921.

J. A. Mandel. H. Steudel.

Inhalt.

Literaturübersicht.

Folin u. Denis, Journ. biol. Chem. Bd. 14, S. 29, 469. 1913; Bd. 17, S. 487. 1914. — Arch. Int. Med. Bd. 16, S. 33. 1915.

Christian, Frothingham u. Wood, Amer. Journ. Med. Science. Bd. 150, S. 655. 1915.

Greenwald, Journ. biol. Chem. Bd. 21, S. 29. 1915.

Van Slyke u. Meyer, Journ. biol. Chem. Bd. 12, S. 399. 1912.

Bloor, Journ. biol. Chem. Bd. 23, S. 317. 1915.

Marriotte, Journ. biol. Chem. Bd. 16, S. 293. 1913; Bd. 18, S. 507. 1914.

Gettler u. Baker, Journ. biol. Chem. Bd. 25, S. 211. 1916.

Bock, Journ. biol. Chem. Bd. 29, S. 191. 1917.

Wilson u. Plass, Journ. biol. Chem. Bd. 29, S. 413. 1917.

Barnett, Journ. biol. Chem. Bd. 29, S. 459. 1917.

Hunter u. Campbell, Journ. biol. Chem. Bd. 33, S. 169. 1918.

Stillmann, van Slyke, Cullen u. Fitz, Journ. biol. Chem. Bd. 30, S. 405. 1917.

1.

Die Blutentnahme.[1]

In ein trockenes Reagenzglas oder ein kleines Fläschchen von etwa 200 ccm Inhalt mit gut schließendem Korkstopfen gibt man 20 mg feinpulverisiertes Natriumoxalat, um das Calcium des Blutes auszufällen und die Gerinnung zu verhindern. Die Menge des Oxalates reicht für 10 ccm Blut aus.

Dann entnimmt man das Blut mit einer sterilen Spritze aus der Vena cubitalis — etwa 7 bis 10 ccm. Es empfiehlt sich, die Innenwand der Spritze mit 2 bis 3 Tropfen gesättigte 20 % Na-Oxalatlösung anzufeuchten. Nach der Entnahme wird das Blut so schnell wie möglich in das vorbereitete Reagenzglas entleert und das Oxalat mit dem Blut durch ein- bis zweimaliges Umkehren des Reagenzglases gut gemischt. Die Koagulation wird auf diese Weise sicher verhindert.

So vorbereitet, ist das Blut, im Eisschrank aufbewahrt, einige Tage haltbar. Die Bestimmung des Traubenzuckers und des Kreatinins nimmt man aber zweckmäßig sobald wie möglich vor, damit nicht sekundäre Zersetzungen im Blut das Bild trüben.

Über die Entnahme von Blut für die Bestimmung der Acidosis nach van Slyke siehe S. 22.

Es handelt sich nun zunächst darum, aus dem Blut die geformten Bestandteile und das Eiweiß zu entfernen. Dies geschieht am einfachsten nach der folgenden Methode:

---

[1] Folin und Wu, Journ. biol. Chem. Bd. 38, S. 90. 1919; Bd. 41, S. 367. 1920.

2.

Gewinnung eines eiweißfreien Filtrates aus Blut.

Erforderliche Lösungen:

10% Lösung von wolframsaurem Natrium ($Na_2WoO_4 2H_2O$).

$^2/_3$ Normal-Schwefelsäure (33,70 g H_2SO_4 = 18,47 ccm H_2SO_4, sp. G. 1,8400 im Liter).

2 Normal-Schwefelsäure im Tropfgläschen.

Ausführung:

5 ccm des Oxalatblutes, mit einer Ostwaldschen Pipette genau gemessen, läßt man in ein Kölbchen von etwa 100 ccm Inhalt fließen. Die letzten Anteile Blut entfernt man aus der Pipette durch Blasen. Dann messe man sich in einem kleinen Meßzylinder 35 ccm destilliertes Wasser ab, nehme etwas davon, um damit die Pipette ein- bis zweimal auszublasen und bringe sodann auch den Rest des Wassers in das 100 ccm-Kölbchen. Dann schüttele man gut um. Das Blut wird lackfarben und die etwa in den Blutkörperchen enthaltenen Aminosäuren, Zucker usw. gehen in Lösung. Mit einer anderen 5 ccm Pipette werden nun 5 ccm der 10% Lösung von wolframsaurem Natrium zu der Mischung hinzugesetzt, umgeschüttelt und mit wieder einer anderen Pipette 5 ccm $^2/_3$ n.-Schwefelsäure hinzugemessen. Beim Zusatz der $^2/_3$ n.-Schwefelsäure wird das Kölbchen leicht geschüttelt. Nun wird das Kölbchen mit einem gut schließenden, sauberen Gummi- oder Korkstopfen verschlossen und ein paar Mal kräftig hin- und hergeschüttelt. Eine gute und richtige Koagulation zeigt sich jetzt dadurch an, daß das Blut nicht schäumt, höchstens erscheinen eine bis zwei Luftbläschen, und daß die rote Farbe des Blutes in eine bräunliche umschlägt.

Tritt der Farbenumschlag nicht ein, so ist dies ein Zeichen, daß nicht genug Säure hinzugesetzt ist, und in diesem Falle gebe man unter kräftigem Schütteln tropfenweise 2n-H_2SO_4 hinzu. Nach dem Zusatz eines jeden Tropfens lasse man die Flüssigkeit einige Minuten stehen, ehe man weitere 2n-H_2SO_4 zugibt. Mehr wie 10 Tropfen sollten auf keinen Fall gebraucht werden, bis der Farbenumschlag eintritt und die Koagulation vollständig ist. Die Menge der Säure ist gerade ausreichend, um die Wolframsäure aus seinem Natriumsalz in Freiheit zu setzen; ein Überschuß an Säure ist zu vermeiden. Das Filtrat darf nur neutral oder ganz schwach sauer auf Kongo reagieren. Gelingt die Enteiweißung nicht tadellos, so schütte man die Probe fort und nehme eine neue in Angriff. Es hat keinen Zweck, lange hin und her zu probieren.

Das Blut ist jetzt von 5 auf 50 ccm, also zehnfach verdünnt. Wenn eine größere Menge von Blutfiltrat gebraucht wird, so kann man natürlich mehr Blut in Arbeit nehmen, muß dann aber auch die anderen Zusätze im gleichen Verhältnis erhöhen, so daß man zum Schluß ebenfalls eine zehnfache Verdünnung erhält. 5 ccm Blut geben aber genügend Filtrat zur Ausführung aller Bestimmungen.

Jetzt wird für die Filtration ein Trichter hergerichtet mit einem trockenen Faltenfilter, das groß genug ist, die ganzen 50 ccm auf einmal zu fassen. Dazu genügt ein Faltenfilter von 12 cm Durchmesser. Das Filter wird nicht mit Wasser angefeuchtet, sondern mit einigen Tropfen der klaren, über dem Niederschlag stehenden Flüssigkeit aus dem Kölbchen. Man läßt so das Filter sich erst vollsaugen, damit sich die Poren schließen, dann gießt man den ganzen Inhalt des Kölbchens auf einmal aufs Filter. Arbeitet man in dieser Weise, so wird das Filtrat sofort wasserklar ablaufen. Geht das erste Filtrat nicht klar durchs Filter, so gieße man es wieder zurück, bis man ein absolut klares Filtrat erhält. Das Filtrat wird in einem kleinen, reinen, trockenen Fläschchen für die Untersuchungen aufbewahrt.

Prüfung der Acidität des Filtrates.

Für die folgenden Bestimmungen muß das Filtrat annähernd neutral sein. Man prüfe also einen Tropfen des Filtrates mit Kongopapier.

Soll das Filtrat einige Zeit bis zur Verarbeitung aufbewahrt werden, so setze man ein paar Tropfen Toluol hinzu und schließe das Fläschchen mit einem guten Stopfen, um Fäulnis zu verhindern.

3.

Bestimmung des Reststickstoffes.[1]

Prinzip der Methode. Man bestimmt den Reststickstoff, indem man den Stickstoff des Blutfiltrates nach Kjeldahl in Ammoniak überführt. Das Ammoniak wird colorimetrisch bestimmt, indem man die Lösung mit Nesslers Reagens versetzt und die Farbe mit der einer Lösung von bekanntem Ammoniakgehalt vergleicht.

Erforderliche Lösungen:

1. Ammoniumsulfatlösung von bekanntem Gehalt. Etwa 0,5 g reines Ammoniumsulfat werden bei 100° getrocknet und 0,2830 g davon im 1 l Meßkolben in Wasser gelöst und auf 1 l aufgefüllt. 5 ccm der Lösung enthalten 0,3 mg N.
2. Saure Veraschungslösung: 300 ccm sirupöse Phosphorsäure 85% (spez. Gew. 1,71) werden mit 100 ccm konzentrierter Schwefelsäure versetzt. Die Mischung läßt man eine Woche lang stehen. Zu je 100 ccm der Mischung kommen dann 10 ccm 6% Kupfersulfatlösung und dann 10 ccm Wasser.
3. Nesslers Reagens.

2400 g festes reines Natriumhydroxyd werden in einem Becherglas mit 2 l Wasser gelöst. Die Lösung kommt in eine Flasche mit doppelt durchbohrtem Gummistopfen. Durch die eine Bohrung geht ein rechtwinkelig gebogenes Glasrohr bis fast zum Boden, durch die andere ein ebenso gebogenes Rohr, das nur bis dicht unter den Stopfen reicht. An das letztere Rohr bringt man ein Gebläse, um in der Flasche einen Überdruck erzeugen zu können. Zum Druckausgleich befindet sich aber zwischen Flasche und Gebläse noch ein T-Rohr, dessen eines Ende durch einen Gummischlauch mit einem Natronkalkrohr verbunden ist. Schließt man dieses Rohr mit dem Daumen und setzt das Gebläse in Betrieb, so wird die Natron-

---

[1] Folin u. Denis, Journ. biol. Chem. Bd. 11, S. 527. 1912. — Greenwald, ibid. Bd. 21, S. 61. 1915.

lauge aus dem längeren Rohr ausfließen. Zum bequemeren Gebrauch ist dieses Rohr etwa 20 bis 25 cm nach seinem Austritt aus der Flasche noch einmal nach unten rechtwinkelig umgebogen.

Überläßt man die starke Natronlauge einige Zeit sich selbst, so wird bei ruhigem Stehen der Überschuß an NaOH und etwaiges Na_2CO_3 auskristallisieren. In 1 bis 2 Tagen ist meist die oberste Schicht vollkommen klar und gebrauchsfertig. Die Lösung enthält annähernd 50 % NaOH und hat ein spezifisches Gewicht von 1,53. Es ist sehr wichtig, wirklich eine gesättigte NaOH-Lösung zu haben, die frei von Carbonat ist.

800 ccm der klaren Lösung, mit 3200 ccm destilliertem Wasser versetzt, geben eine annähernd 10 % NaOH-Lösung. Am besten bestimmt man das spezifische Gewicht dieser Lösung (1,116) oder titriert sie, um sicher zu sein, daß man wirklich eine 10 % Lösung vor sich hat.

Jodquecksilberjodkalium.

In einem Kolben von 500 ccm gibt man 150 g KJ und 110 g Jod, fügt 100 ccm Wasser hinzu und 150 g metallisches Quecksilber. 10 Minuten lang wird heftig geschüttelt, bis fast das gesamte gelöste Jod verschwunden ist. Dabei erwärmt sich die Lösung. Wenn die rote Farbe abzublassen beginnt, aber noch vorhanden ist, kühlt man unter der Wasserleitung ab und fährt mit dem Schütteln fort, bis die rötliche Farbe verschwunden ist und der mehr grünlichen, der Doppelverbindung, Platz gemacht hat. Die ganze Operation dauert etwa 15 Minuten. Man dekantiert vom ungelösten Quecksilber in einem 2 l Meßkolben, wäscht das Quecksilber mehrmals mit destilliertem Wasser, vereinigt das Waschwasser mit der Lösung und füllt endlich mit ammoniakfreiem Wasser auf 2 l auf.

Hat die Kühlung rechtzeitig begonnen, so ist die erhaltene Lösung klar genug für die sofortige Verdünnung mit der 10 % Natronlauge. 750 ccm der Lösung werden unter Umrühren in 3500 ccm der 10 % carbonatfreien Lösung von reinem NaOH gegossen und mit 750 ccm ammoniakfreien

Wasser verdünnt, so daß das Gesamtvolumen 5 l beträgt. Die Nesslersche Lösung wird durch langes Stehen nur besser.

Diese so bereitete Nesslersche Lösung enthält in 15 ccm genügend Alkali, um 1 ccm der Phosphorschwefelsäuremischung zu neutralisieren und um mit Ammoniak eine passende Farbe bei einer Verdünnung auf 50 ccm zu liefern. Um dies festzustellen, messe man aus einer Bürette 2 ccm der sauren Veraschungslösung ab, gebe 5 ccm der Vergleichslösung von Ammoniumsulfat hinzu, ferner 55 ccm Wasser und 30 ccm Nesslerlösung, fülle bis 100 ccm auf und sehe zu, ob sich eine tief gelbe bis gelbbraune Färbung entwickelt. Ist dies der Fall, so ist die Nesslerlösung brauchbar; erhält man keine klare, gelbbraune Farblösung, so enthält die Nesslerlösung entweder zu wenig Alkali oder ist carbonathaltig. Man bekommt dann braunrote, trübe Lösungen, die für colorimetrische Bestimmungen ganz ungeeignet sind.

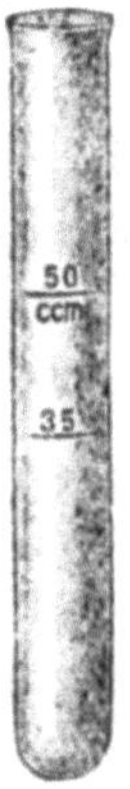

Fig. 1. Mikrokjeldalglas.

Ausführung der Bestimmung.

5 ccm des eiweißfreien Blutfiltrates werden in ein Mikrokjeldahlglas (siehe Fig. 1) pipettiert, 2 ccm Phosphorschwefelsäuremischung hinzugesetzt und die Reaktionslösung auf einer Sparflamme gekocht, bis alles Wasser verdampft ist und sich weiße Dämpfe von Schwefelsäureanhydrid entwickeln. Man erhitzt nun weiter bis zur vollkommenen Farblosigkeit (etwa 3 Minuten), aber ja nicht länger! Nach dem Erkalten (1 bis 2 Minuten) verdünnt man mit Wasser bis zur Marke 35, kühlt wieder ab, füllt mit Nesslerscher Lösung bis 50 auf und schüttelt gut um. Man erhält eine tief gelbe klare Lösung. Sollte die Lösung trübe sein, so wird ein Teil der Flüssigkeit zentrifugiert, um den gebildeten feinen Niederschlag zu entfernen.

Jetzt wird (ev. während des Zentrifugierens) folgende Vergleichslösung angefertigt:

5 ccm der Ammonsulfatlösung werden in einem 100 ccm Meßkolben pipettiert, 30 ccm Wasser zugesetzt, dann 4 ccm

Phosphorschwefelsäurelösung, dann 50 ccm Nesslerlösung auf 100 aufgefüllt und gut umgeschüttelt.

Die beiden Lösungen werden nun im Colorimeter miteinander verglichen.

Gebrauch des Colorimeters (nach Duboscq). Man überzeuge sich zunächst, daß der Apparat vollkommen sauber ist und daß die Gummidichtungen der Zylinder gut schließen und fülle dann in die beiden reinen und trockenen Glaszylinder etwas von der Vergleichslösung, stelle die linke Seite z. B. auf 20 ein und stelle nun Farbengleichheit her. Man erreicht dies am leichtesten, wenn man zunächst rasch hintereinander die Farbe der zu untersuchenden Lösung blasser oder intensiver gegen die Vergleichslösung durch kurzes Drehen der rechten Schraube werden läßt. Durch immer kleiner werdende Bewegungen der Schraube erhält man bald Farbengleichheit. Es muß Wert darauf gelegt werden, daß man die Einstellung auf Farbengleichheit rasch machen kann, weil die Untersuchungslösungen oft schnell ihren Farbenton ändern. Die Ablesungen auf beiden Seiten müssen gleich sein. Ist das nicht der Fall, so ist möglicherweise die Beleuchtung nicht gleichmäßig oder eins von den Prismen hat sich in der Verschraubung etwas gelockert. Ist das Colorimeter in Ordnung, so lasse man in dem einen Zylinder die Vergleichslösung, den anderen entleere man, spüle ihn mit Wasser mehrmals aus, dann zweimal mit der zu untersuchenden Lösung und fülle ihn dann mit dieser. Die Vergleichslösung wird auf 20 gestellt und nun die unbekannte Lösung, wie oben beschrieben, eingestellt.

Berechnung: $\frac{\text{Stand der Vergleichslösung}}{\text{Stand der zu bestimmenden Lösung}} \times 30 = \text{mg}$ Reststickstoff in 100 ccm Blut.

Die Berechnung beruht auf folgender Überlegung: Die in Arbeit genommenen 5 ccm des Blutfiltrates entsprechen 0,5 ccm Blut. Diese sind für den colorimetrischen Vergleich auf 50 ccm aufgefüllt, während die Vergleichslösung auf 100 ccm aufgefüllt wurde. Hätte man nun auch bei der zu bestimmenden Lösung zum Schluß 20 abgelesen, dann würde sie ebenso viel N enthalten haben wie die Vergleichslösung, also 0,3 mg in 100 ccm.

Da aber die zu untersuchende Lösung nur auf 50 ccm aufgefüllt ist, so wäre der N-Gehalt nur halb so groß, also 0,15 mg. Die 5 ccm Blutfiltrat, also 0,5 ccm Blut, würde also 0,15 mg N enthalten, 100 ccm Blut demnach 200 × 0,15 mg oder 30 mg. Wäre nun bei der zu bestimmenden Lösung statt 20 z. B. 30 abgelesen, so wäre der Gehalt in

$$100 \text{ ccm Blut} = \frac{20}{30} \times 30 \text{ mg} = 20 \text{ mg N}.$$

Normales Blut enthält in 100 ccm 26 bis 46 mg Reststickstoff.

4.

Bestimmung des Harnstoffes.[1]

Prinzip der Methode: Der Harnstoff im Blutfiltrat wird durch Ureasewirkung in Ammoniumcarbonat verwandelt, das Ammoniak mit überschüssiger Natronlauge in Freiheit gesetzt und durch einen Luftstrom in eine Säure enthaltende Lösung gesaugt, in der es durch Nesslerisieren colorimetrisch bestimmt wird.

Erforderliche Lösungen:

1. Pufferlösung. Eine Lösung, die im Liter $^1/_3$ Grammmolekül NaH_2PO_4 und $^2/_3$ Grammolekül Na_2HPO_4 enthält (46,03 g $NaH_2PO_4 + H_2O$ und 238,8 g $Na_2HPO_4 + 12 H_2O$ im Liter).
2. Ureasepulver (von einer zuverlässigen Firma zu beziehen) oder Ureaselösung: Um eine ammoniakfreie Ureaselösung zu erhalten, wendet man das Permutitverfahren an. Man bringt 3 g Permutitpulver in einen 200 ccm fassenden Kolben, wäscht es einmal durch Dekantieren mit 2% Essigsäure, dann zweimal mit Wasser aus. Dann übergießt man es mit 100 ccm 30% Alkohol (35 ccm 95% Alkohol + 70 ccm Wasser), fügt 5 g Sojabohnenmehl hinzu und schüttelt 10 Minuten. Dann wird filtriert und das Filtrat in 3 bis 4 kleinen Fläschchen von 25 bis 50 ccm

[1] Van Slyke u. Cullen, Journ. biol. Chem. Bd. 19, S. 211. 1914. — Marshall, ibid. Bd. 15, S. 487. 1913.

Inhalt gesammelt. Ein Kölbchen wird sofort in Gebrauch genommen, die übrigen werden gut verkorkt, auf Eis aufbewahrt. Sie sind mindestens 3 bis 4 Wochen lang brauchbar. In Gebrauch genommen, hält sich die Lösung mindestens eine Woche bei Zimmertemperatur, wenn sie vor direktem Sonnenlicht geschützt aufbewahrt wird. 1 ccm der Ureaselösung genügt, um aus 300 mg Harnstoff N in 200 ccm Lösung 37 bis 22 mg N in einer Stunde bei 20° zu liefern. In 18 Stunden ist die Zersetzung vollständig.

3. Nesslers Reagens wie bei 3^3.
4. Vergleichslösung wie bei 3^1.
5. $\frac{n}{20}$ Salzsäure- oder Schwefelsäurelösung.

Ausführung der Bestimmung:

Ein weites Reagenzglas, das in den Luftstromdestillationsapparat (siehe Fig. 2) hineinpaßt, wird sorgfältig gereinigt, indem man es erst mit Salpetersäure ausspült und dann gründlich mit Wasser nachwäscht und trocknet. Das Ausspülen mit Salpetersäure ist notwendig, um Spuren von Metallen (Kupfer, Eisen, Quecksilber usw.) zu entfernen, die die Urease vergiften würden. 5 ccm des eiweißfreien Blutfiltrates werden in das Reagenzglas pipettiert, dazu 2 Tropfen der Puffermischung gegeben und eine kleine Messerspitze Ureasepulver oder 0,5 bis 1,0 ccm der oben beschriebenen Ureaselösung. Der Zusatz der Pufferlösung hat den Zweck, die für die Wirkung der Urease günstigste H-Ionenkonzentration herzustellen und zu erhalten. Die Reaktion wird jetzt immer annähernd neutral bleiben. Die Mischung kommt nun 10 Minuten lang in ein Wasserbad von 40°. Diese Zeit ist genügend, um sämtlichen Harnstoff in Ammoniumcarbonat zu verwandeln. Inzwischen hat man den Destillationsapparat vorbereitet, indem man in die Vorlage 2 ccm $\frac{n}{20}$ HCl gegeben hat, die man auf etwa 20 ccm verdünnt. Nun gibt man zu der zu untersuchenden Lösung 2 ccm 10% NaOH und 1 bis 2 Tropfen Amylalkohol, um das Schäumen zu verhindern, bringt das Reagenzglas in den Aspirationsapparat und saugt einen flotten Luftstrom 30 Minuten lang mit der Wasserstrahlpumpe durch den Apparat.

Dann fügt man zur Vorlage 2,5 ccm Nesslerlösung, füllt auf 25 ccm auf und vergleicht mit folgender Lösung:

Vergleichslösung: 5 ccm Ammonsulfatlösung = 0,3 mg N werden in einem 100 ccm Meßkolben mit etwa 80 ccm Wasser verdünnt, dann 10 ccm Nesslerlösung zugesetzt und bis zur Marke aufgefüllt.

Berechnung: $\frac{\text{Stand der Vergleichslösung (20)}}{\text{Stand der zu bestimmenden Lösung}} \times 15 =$ mg Harnstoff N in 100 ccm Blut.

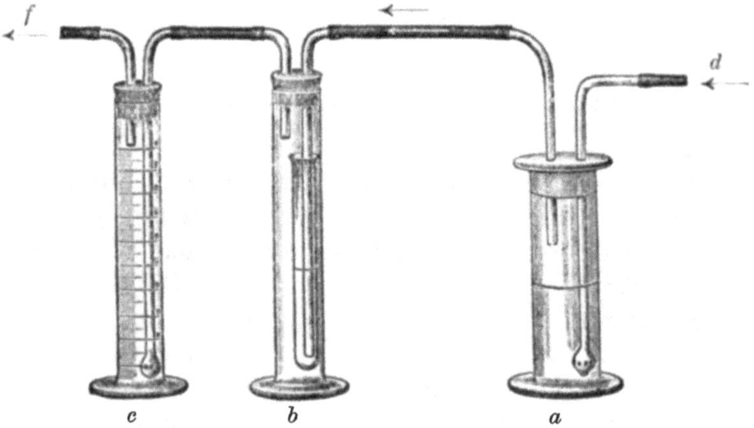

Fig. 2. Luftstromdestillationsapparat.

Der Apparat besteht aus der Waschflasche *a*, die 10 % Schwefelsäure enthält, um die bei *d* in den Apparat eintretende Luft von Ammoniak zu befreien. Der Zylinder *b* enthält das Reagenzglas mit der zu untersuchenden Lösung, der Zylinder *c* enthält 2 ccm $\frac{n}{20}$ HCl, auf 20 ccm verdünnt, um das in *b* sich entwickelnde Ammoniak aufzufangen. Bei *f* wird der Apparat an die Wasserstrahlluftpumpe gehängt. Die Glas- und Gummiverbindungen sind aus der Figur ersichtlich. Ehe man den Apparat benutzt, prüfe man, ob alle Stopfen usw. gut schließen.

Die Überlegungen sind analog denen bei der Berechnung des Reststickstoffes. Da aber die Vergleichslösung auf 100, die zu untersuchende Lösung nur auf 25 ccm aufgefüllt ist, so muß das Verhältnis $\frac{\text{Vergleichslösung}}{\text{Zu bestimmende Lösung}}$ mit 15 und nicht mit 30 multipliziert werden.

Normales Blut enthält etwa 10 bis 22 mg Harnstoff N in 100 ccm.

5.

Bestimmung der Harnsäure.[1]

Prinzip der Methode: Die Harnsäure wird aus dem Blutfiltrat durch Silberlaktat ausgefällt, der Niederschlag mit salzsaurer NaCl-Lösung zersetzt und die nun erhaltene Lösung der Harnsäure colorimetrisch bestimmt durch die Blaufärbung, die sie in einer alkalischen Phosphorwolframsäurelösung hervorruft. Als Vergleich dient die Blaufärbung, die von einer bekannten Menge Harnsäure hervorgerufen wird.

Erforderliche Lösungen:

1. Saure Silberlaktatlösung: 5 g milchsaures Silber werden in 100 ccm 5 % Milchsäurelösung gelöst und auf 1 l aufgefüllt.
2. Saure Natriumchloridlösung: 10 g NaCl in 100 ccm $\frac{n}{10}$ HCl.
3. 5 % NaCN-Lösung. Giftig! Darf nicht mit der Pipette abgemessen werden, sondern mit einer Bürette!!
4. 20 % Na_2CO_3-Lösung.
5. Folins Harnsäurereagens: 100 g wolframsaures Natrium, 80 ccm 85 % Phosphorsäure (spez. Gew. 1,71) und 700 ccm Wasser werden mindestens 2 Stunden lang (bis 24 Stunden) am Rückflußkühler gekocht. Nach dem Erkalten wird auf 1 l aufgefüllt.
6. Harnsäurevergleichslösung: 1 g Harnsäure wird in 125 bis 150 ccm 0,4 % Lithiumcarbonatlösung gelöst und auf 500 verdünnt. Je 50 ccm dieser Lösung werden auf eine Reihe von Literflaschen verteilt, dazu werden 200 bis 300 ccm Wasser gesetzt, ferner 500 ccm klar filtrierter 20 % Natriumsulfitlösung. Dann wird auf 1 l aufgefüllt und gut durchgeschüttelt. Fest verschlossen ist die Lösung sehr lange unverändert haltbar. 10 ccm enthalten 1 mg Harnsäure. Einmal geöffnet und in Gebrauch genommen, ist die Lösung 3 bis 4 Monate brauchbar.
7. 10 % Natriumsulfitlösung. Durch Verdünnung der unter 6 beschriebenen 20 % Lösung herzustellen. Die Lösung

[1] Folin und Wu, Journ. biol. Chem. Bd. 41, S. 364. 1920. — Benedict, Journ. biol. Chem. Bd. 20, S. 629. 1915. — Myers u. Fine, Arch. Int. Med. Bd. 17, S. 573. 1916.

muß ebenfalls in mehreren kleinen vollgefüllten und gut verschlossenen Flaschen aufbewahrt werden, damit sie nicht durch Luftzutritt oxydiert wird.

Ausführung der Bestimmung:

Je 10 ccm Blutfiltrat werden mit einer Pipette in 2 Zentrifugierröhrchen gebracht, dazu werden 2 ccm Silberlaktatlösung gesetzt und gut gemischt. Es bildet sich ein weißer, flockiger Niederschlag, der zentrifugiert wird. Hat sich der Niederschlag, der die Harnsäure als Silbersalz enthält, gut abgesetzt, so prüfe man, ob sich in der darüberstehenden klaren Flüssigkeit auf Zusatz eines Tropfens Silberlösung noch ein weiterer Niederschlag bildet. Bleibt die Flüssigkeit klar, so war genügend Silber vorhanden, wird sie trübe, so muß noch ein weiterer Kubikzentimeter Silberlösung hinzugesetzt, umgeschüttelt und noch einmal zentrifugiert werden. Dann wird die klare Flüssigkeit von dem Niederschlage behutsam abgegossen, ohne daß etwas vom Niederschlag verloren geht. In jedes Gläschen bringt man nun 2 ccm Wasser und rührt mit einem dünn ausgezogenen Glasstab gründlich um und gibt dann 1 ccm der sauren NaCl-Lösung zu, um den ganzen Niederschlag zu zersetzen. Die Harnsäure geht in Lösung und es scheidet sich Chlorsilber ab. Nach dem Zusatz von weiteren 3 ccm Wasser wird noch einmal gut umgerührt — die vollkommene Zerlegung des Silberniederschlages ist zum guten Gelingen der Bestimmung absolut notwendig — und zentrifugiert wieder. Die klare Flüssigkeit aus beiden Gläsern wird nun in einen Meßkolben von 25 ccm gebracht und 1 ccm der 10 % Natriumsulfitlösung, $^1/_2$ ccm der 6 % NaCN-Lösung (aus einer Bürette!!) und 3 ccm 20 % Natriumcarbonatlösung hinzugesetzt. Die Natriumcyanidlösung wird zugesetzt, um die später zu erzeugende Blaufärbung beständiger zu machen, die Carbonatlösung verhindert, daß die Natriumsulfitlösung von sich aus das Folinsche Reagens reduziert und blau färbt. Jetzt läßt man zunächst die Reaktionsflüssigkeit stehen, bis man folgende 2 Vergleichslösungen hergestellt hat.

In 2 Meßkolben zu 50 ccm werden in den einen 1 ccm = 0,1 mg Harnsäure und in den anderen 2 ccm = 0,2 mg Harnsäure der Vergleichsharnsäurelösung pipettiert, in den ersten Meßkolben bringt man ferner 1 ccm 10 % Natriumsulfitlösung, dann in beide Kolben je 4 ccm saure Kochsalzlösung, 1 ccm NaCN-Lösung (aus einer Bürette!) und 6 ccm Na_2CO_3-Lösung. Dann fülle man beide Kolben bis auf etwa 45 ccm auf. Nun wird zu der zu bestimmenden Lösung und zu den beiden Vergleichslösungen $^1/_2$ ccm Folins Reagens hinzugesetzt und 10 Minuten stehen gelassen. Es ist wichtig, das Folinsche Harnsäurereagens erst zu der Na_2CO_3 enthaltenden Reaktionsflüssigkeit zuzusetzen, weil sonst das Natriumsulfit allein die Reduktion der Phosphorwolframsäure hervorrufen kann. Nach 10 Minuten werden sämtliche Kölbchen bis zur Marke aufgefüllt, gut umgeschüttelt und die zu bestimmende Lösung im Colorimeter mit derjenigen Vergleichslösung verglichen, die ihr im Farbenton am nächsten kommt.

Berechnung: Die Menge des in Arbeit genommenen Blutfiltrates (20 ccm) entspricht 2 ccm Blut. Die Vergleichsharnsäurelösung ist auf das doppelte Volumen der zu bestimmenden Lösung verdünnt und enthält entweder 0,1 oder 0,2 mg Harnsäure. Ist die Ablesung für die zu bestimmende Lösung gleich der schwächeren Vergleichslösung, so wird sie die Hälfte von 0,1 mg = 0,05 mg Harnsäure enthalten. Diese Menge ist also in 2 ccm Blut enthalten, in 100 ccm Blut demnach 2,5 mg. Bei der stärkeren Vergleichslösung würde man durch die gleiche Überlegung auf 5 mg Harnsäure in 100 ccm Blut kommen. Es ergibt sich demnach folgender Ansatz:

$$\frac{\text{Stand der Vergleichslösung}}{\text{Stand der zu bestimmenden Lösung}} \times 2{,}5\ (5{,}0) = \text{mg Harnsäure in 100 ccm Blut.}$$

Normales Blut enthält in 100 ccm 1,0 bis 4,2 mg Harnsäure.

6.

Bestimmung des Kreatinins.[1]

Prinzip der Methode: Das Kreatinin wird mit Hilfe der Farbenreaktion bestimmt, die es bei der Jafféschen Probe

[1] Folin, Journ. biol. Chem. Bd. 17, S. 475. 1914.

alkalische Pikrinsäurelösung) gibt. Die Farbe wird mit derjenigen verglichen, die eine Kreatininlösung von bekanntem Gehalt gibt.

Erforderliche Lösungen:

1. Gesättigte, wäßrige Pikrinsäurelösung. Die Lösung muß, vor Licht geschützt, aufbewahrt werden, weil sich sonst Körper bilden, die eine der Pikraminsäure ähnliche Färbung liefern. Die Pikrinsäure des Handels ist oft nicht rein genug, dann muß sie aus heißem Wasser sorgfältig umkristallisiert werden. Ihre Reinheit ist eventuell nach der Methode von Folin und Denis[1] zu prüfen.
2. 10 % Natronlauge.
3. Kreatininvergleichslösung. 1,61 g Kreatininchlorzink oder 1 g reines Kreatinin werden in 1 l $\frac{n}{10}$ HCl gelöst. Die Lösung ist gut haltbar. (Enthält 1 mg Kreatinin in 1 ccm.)

6 ccm dieser Kreatininlösung (= 6 mg Kreatinin) werden in einem Litermeßkolben mit 10 ccm Normal-HCl versetzt und bis zur Marke aufgefüllt. Dann setze man 5 Tropfen Toluol hinzu. 5 ccm der Lösung enthalten 0,03 mg Kreatinin.

Kreatininchlorzink oder Kreatinin gewinnt man nach folgender Vorschrift[2]: 10 l frischer Harn werden mit 180 g Pikrinsäure, gelöst in 450 ccm kochendem Alkohol, versetzt. Man rührt gut um und läßt über Nacht stehen. Dann gießt man die Flüssigkeit vom Niederschlage ab, bringt ihn auf ein Saugfilter, wäscht ihn dort mit kalter, gesättigter Pikrinsäurelösung aus und saugt ihn möglichst trocken. Zu je 100 g dieses Kreatininkaliumpikrates gibt man 60 ccm konz. Salzsäure, rührt die Masse im Mörser 3 bis 5 Minuten lang zu einer gleichmäßigen, dünnen Paste, saugt dann durch ein gehärtetes Filter von der Pikrinsäure ab und wäscht 2 mal mit soviel Wasser nach, daß jedesmal gerade der Niederschlag bedeckt ist. Das Filtrat bringt man in einen geräumigen Kolben, neutralisiert es mit einem Überschuß von festem MgO, indem man nach und nach kleine Mengen zugibt und jedesmal unter der Wasserleitung kühlt. Der Niederschlag wird ab-

[1] Folin und Denis, Journ. biol. Chem. Bd. 28, S. 349. 1916/17.

[2] Benedict, Journ. biol. Chem. Bd. 18, S. 183. 1914.

gesaugt, der Rückstand zweimal mit wenig Wasser gewaschen. Das Filtrat wird nun mit einigen Kubikzentimetern Eisessig bis zur stark sauren Reaktion versetzt, mit dem vierfachen Volumen 96 % Alkohols verdünnt und nach 15 Minuten langem Stehen an der Saugpumpe abfiltriert. Das neue Filtrat wird mit 30 bis 40 ccm 30 % alkoholischer $ZnCl_2$-Lösung versetzt, umgerührt und über Nacht an einen kühlen Ort (Eisschrank) zur Kristallisation gestellt. Die ausgeschiedenen Kristalle werden auf einem Saugfilter gesammelt, einmal kurz mit Wasser gewaschen, dann gründlich mit 50 % Alkohol, zum Schluß mit 96 % Alkohol und nun getrocknet. Ausbeute 90 bis 95 % des überhaupt vorhandenen Kreatinins.

Das Salz wird noch einmal umkristallisiert nach folgender Vorschrift:

10 g Kreatininchlorzink werden mit 100 ccm Wasser und 60 ccm Normalschwefelsäure bis zur klaren Lösung gekocht, dann mit etwa 4 g Tierkohle versetzt, noch eine Minute im Sieden gehalten und dann an der Pumpe abgesaugt. Man gießt die ersten Anteile zurück auf das Filter, um ein vollkommenes klares farbloses Filtrat zu erhalten. Die Tierkohle wird mit etwas kochendem Wasser ausgewaschen und das noch heiße Filtrat mit 3 ccm Chlorzinklösung und 7 g Kaliumacetat, in wenig Wasser gelöst, versetzt. Nach 10 Minuten wird mit dem doppelten Volumen 96 % Alkohol verdünnt und zur Kristallisation in den Eisschrank gestellt. Die ausgeschiedenen Kristalle von Kreatininchlorzink werden zuerst von der Mutterlauge durch Dekantieren getrennt, dann mit dem Doppelten ihres Gewichtes an Wasser durchgerührt, und um das Kaliumacetat zu entfernen, abfiltriert, erst mit kaltem Wasser, dann mit 95 % Alkohol gewaschen und getrocknet. Ausbeute: 8 bis 9 g schneeweißes Kreatininchlorzink.

Hieraus erhält man Kreatinin folgendermaßen:

Die eben erhaltenen Kristalle von Kreatininchlorzink werden fein gepulvert und in einem trockenen Kolben mit dem 7 fachen ihres Gewichtes an konz. Ammoniak übergossen. Die Flüssigkeit wird erwärmt und vorsichtig geschüttelt, bis alles in Lösung gegangen ist, ohne daß viel Ammoniak entwichen ist.

Der Kolben wird mit einem Stopfen verschlossen und auf 1 bis 2 Stunden in den Eisschrank gestellt. Dann kristallisiert das reine Kreatinin in einer Ausbeute von 60 bis 80 % aus. Es wird rasch durch ein kleines Filter abgsaugt und einmal mit kaltem destillierten Wasser nachgewaschen. Ist das Produkt noch gelblich gefärbt, so kann man es noch einmal in dem 5 fachen seines Gewichtes an warmem konzentrierten Ammoniak lösen und durch Abkühlen wieder auskristallisieren lassen. Zum Schluß kristallisiert man es aus einer kleinen Menge siedenden Alkohols um. Das gewonnene Produkt ist rein und kann für die colorimetrischen Bestimmungen des Kreatinins als Vergleichssubstanz gebraucht werden.

Ausführung der Bestimmung:

10 ccm Blutfiltrat werden in einem kleinen Erlenmeyerkolben pipettiert, 5 ccm gesättigte Pikrinsäurelösung und dann 1 ccm 10 % Natronlauge hinzugesetzt. Man läßt 8 Minuten stehen und vergleicht mit folgender Vergleichslösung, die gleichzeitig angefertigt wird.

Vergleichslösung: 5 ccm der Vergleichskreatininlösung werden in einem kleinen Erlenmeyerkolben pipettiert, 15 ccm Wasser, 10 ccm gesättigte Pikrinsäurelösung und 2 ccm 10 % Natronlauge zugesetzt. Nach 8 Minuten langem Stehen wird die Lösung mit der zu bestimmenden colorimetrisch verglichen.

Berechnung: Die Lösung des Blutfiltrates ist im ganzen auf ein Volumen von 16 ccm gebracht, die Vergleichslösung auf 32 ccm. In der letzteren sind 0,03 mg Kreatinin enthalten. Bei Gleichheit der Ablesung wären also in der Lösung des Blutfiltrates, da es nur auf die Hälfte verdünnt ist, 0,0015 mg Kreatinin. Die 10 ccm des Blutfiltrates entsprechen aber 1 ccm Blut, folglich wären in 100 ccm Blut 1,5 mg Kreatinin. Da bei Ungleichheit der Ablesungen der Gehalt an Kreatinin den Ablesungen umgekehrt proportional ist, so ergibt sich:

$$\frac{\text{Stand der Vergleichslösung}}{\text{Stand d. zu bestimmenden Lösg.}} \times 1{,}5 = \text{mg Kreatinin in 100 ccm Blut.}$$

Normales Blut enthält 1 bis 2 mg Kreatinin in 100 ccm.

7.

Bestimmung des Kreatins und Kreatinins (Gesamtkreatinin).

Prinzip der Methode: Im Blut ist viel mehr Kreatin wie Kreatinin vorhanden. Um das Kreatin zu bestimmen, wird es in Kreatinin übergeführt. Dies geschieht durch Erhitzen im Autoklaven mit Normalsalzsäure 20 Minuten lang bei 130°. Dann wird das gesamte Kreatinin colorimetrisch bestimmt.

Erforderliche Lösungen:

Eine Normal-HCl-Lösung, außer den Lösungen, die in Nr. 6 erforderlich sind.

Für diese Bestimmung ist ein Autoklav notwendig, der auf 150° erhitzt werden kann.

Ausführung der Bestimmung:

5 ccm Blutfiltrat werden in ein Reagenzglas aus Jenenser Glas pipettiert. Das Reagenzglas muß 50 bis 75 ccm fassen können und eine Marke für 25 ccm haben. Es wird 1 ccm n-HCl hinzugefügt, die Öffnung des Glases mit Stanniolpapier bedeckt und das Glas dann 20 Minuten auf 130° im Autoklaven erhitzt. Den Autoklaven öffne man erst wieder, wenn die Temperatur unter 100° gefallen ist; man nimmt das Reagenzglas heraus und kühlt es unter der Wasserleitung ab. Die Vergleichslösung wird hergestellt, indem man 20 ccm der Standardkreatininlösung in einen Meßkolben von 50 ccm fließen läßt und 2 ccm n-HCl hinzufügt. Nun gibt man sowohl zu der zu untersuchenden wie der Vergleichslösung je 10 ccm Pikrinsäurelösung und 2 ccm 10% NaOH und läßt 8 bis 10 Minuten stehen. Dann füllt man die Vergleichslösung auf 50 ccm, die zu untersuchende Lösung auf 25 ccm auf und vergleicht beide colorimetrisch.

Berechnung: $\frac{\text{Stand der Vergleichslösung}}{\text{Stand der zu untersuch. Lösung}} \times 6 = \text{mg}$ Gesamtkreatinin in 100 ccm Blut.

Normales menschliches Blut enthält ca. 6 mg Gesamtkreatinin in 100 ccm.

8.

Bestimmung des Traubenzuckers.[1]

Prinzip der Methode: Das Blutfiltrat wird gleichzeitig mit einer Vergleichszuckerlösung mit schwach alkalischer Kupfertartratlösung gekocht. Dann wird Phosphormolybdänsäure zugesetzt. Diese löst das ausgeschiedene Kupferoxydul auf, das letztere wird oxydiert, während die Phosphormolybdänsäure unter Bildung einer blauen Farbe reduziert wird. Diese blaue Farbe der zu untersuchenden Lösung wird mit der der Vergleichslösung colorimetrisch verglichen.

Erforderliche Lösungen:

1. Vergleichszuckerlösungen:
   a) 1 % Traubenzuckerlösung (es werden 100 ccm angefertigt, 3 bis 4 Topfen Toluol zugesetzt und die Lösung in gut verschlossener Flasche an einem kühlen Ort aufbewahrt).
   b) 5 ccm dieser Lösung werden mit Wasser auf 500 ccm verdünnt, mit etwas Toluol versetzt und wie a) aufbewahrt (1 mg Traubenzucker in 10 ccm).
   c) 5 ccm der Lösung a) werden auf 250 ccm aufgefüllt und wie b) behandelt (2 mg Traubenzucker in 10 ccm).
2. Alkalische Kupfertartratlösung: 40 g wasserfreies Na_2CO_3 werden in 400 ccm Wasser gelöst und in einem 1 l-Meßkolben gebracht. Dann setze man 7,5 g Weinsäure und 4,5 g kristallisiertes Kupfersulfat ($CuSO_4 5 H_2O$) hinzu, löse alles auf und fülle auf 1 l auf.
3. Phosphormolybdänsäurelösung. 35 g Molybdänsäure werden in einem Becherglase von etwa 1 l Inhalt mit 5 g wolframsaurem Natrium, 200 ccm 10 % Natronlauge und 200 ccm Wasser versetzt und 30 Minuten lang stark gekocht, um

---

[1] Folin und Wu, Journ. biol. Chem. Bd. 41, S. 367. 1920. — Benedict, Bd. 34, S. 203. 1918.

etwaige kleine Mengen von Ammoniak zu vertreiben. Nach dem Abkühlen wird die Lösung auf etwa 350 ccm gebracht, mit 125 ccm sirupöser Phosphorsäure (spez. Gew. 1,71) versetzt und auf 500 ccm aufgefüllt.

Ausführung der Bestimmung:

2 ccm des eiweißfreien Blutfiltrates pipettiert man in ein Folinsches Zuckerreagenzglas (siehe Fig. 3). In ein zweites solches Glas kommen 2 ccm der Vergleichslösung b) = 0,2 mg Zucker, in ein drittes 2 ccm der Vergleichslösung c) = 0,4 mg Zucker. In jedes Glas bringt man ferner 2 ccm der alkalischen Kupferlösung. Nun setze man die Gläser 6 Minuten in ein kochendes Wasserbad, darauf 3 Minuten in kaltes Wasser. Dabei vermeide man unnötiges Schütteln. Zu jedem Glas gebe man nun 2 ccm Phosphormolybdänsäurelösung. Wenn das Kupferoxydul gelöst ist (meist in 2 Minuten), füllt man auf 25 ccm auf, schließt die Gläser mit einem sauberen Stopfen, schüttelt gut um und wählt zum colorimetrischen Vergleich nach voller Entwicklung der blauen Farbe (frühestens nach 5 Minuten), spätestens nach 1 Stunde, das der zu bestimmenden Lösung im Farbenton am nächsten stehende Reagenzglas. Die beiden Vergleichslösungen erstrecken sich über einen Spielraum von 70 bis fast 400 mg Traubenzucker in 100 ccm Blut.

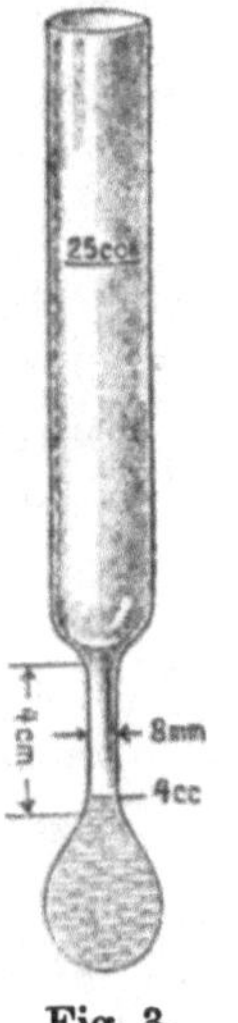

Fig. 3. Folins Zuckerreagenzglas.

Berechnung: Ist zum Vergleich das 0,2 mg Traubenzucker enthaltende Röhrchen genommen, so ergibt sich, wenn die Vergleichslösung auf 20 eingestellt war, folgende einfache Berechnung:

$\frac{20}{y} \times 100 =$ mg Traubenzucker in 100 ccm Blut, wo y den Stand der zu bestimmenden Lösung bedeutet.

War die Vergleichslösung c) gewählt, so muß das Resultat noch mit 2 multipliziert werden.

Normales Blut enthält etwa 77 mg Traubenzucker in 100 ccm.

9.

Bestimmung der Chloride im Gesamtblut.[1]

Prinzip der Methode: Das Blut wird durch Wasserzusatz lackfarben gemacht und durch Pikrinsäure werden die Eiweißkörper ausgefällt. Im Filtrat werden die Chloride durch Silbernitrat ausgefällt und der Überschuß von Silbernitrat im neuen Filtrat mit Jodkalium und Stärke zurücktitriert.

Erforderliche Lösungen:

1. Gesättigte wäßrige Pikrinsäurelösung (wie in Nr. 6[1]).
2. Saure $\frac{m}{29,25}$ $AgNO_3$-Lösung. 5,812 g $AgNO_3$ und 250 ccm konz. HNO_3 (spez. Gew. 1,42) werden auf 1 l aufgefüllt.
3. Citronensäurestärkelösung. 2,5 g lösliche Stärke werden in etwa 500 ccm kochenden Wasser gelöst, 446 g kristallisiertes citronensaures Natrium ($Na_3C_6H_5O_7 \cdot 5^1/_2 H_2O$) und 20 g Natriumnitrit hinzugegeben, nachdem die Stärkelösung einige Minuten gekocht hat. Die Lösung wird, wenn erforderlich, heiß durch Watte filtriert, erkalten lassen und auf 1 l aufgefüllt. Unbegrenzt haltbar.
4. $\frac{m}{58,5}$ KJ-Lösung (1 ccm äquivalent = 1 mg NaCl). 3 g KJ werden in 1000 ccm Wasser gelöst. Diese Lösung wird gegen die Silberlösung (Nr. 2) eingestellt. 5 ccm Silberlösung werden mit 5 ccm Stärkelösung versetzt und bis zur blauen Endreaktion mit KJ-Lösung titriert. Die Jodkaliumlösung wird dann so verdünnt, daß 10 ccm genau 5 ccm der Silberlösung entsprechen.

Ausführung der Bestimmung:

In einen kleinen Erlenmeyerkolben von etwa 100 ccm Inhalt messe man mit der Pipette 3 ccm Blut, dann gebe man aus einer Bürette 27 ccm Wasser hinzu, schüttele um, und lasse sodann 30 ccm gesättigte Pikrinsäurelösung zufließen, so daß das Gesamtvolumen 60 ccm wird. Man schüttele gut um, lasse 10 Minuten stehen und filtriere durch ein Filter.

---

[1] Austin und van Slyke, Journ. biol. Chem. Bd. 41, S. 345. 1920. — McLean und van Slyke, ibid. Bd. 21, S. 361. 1915.

Zu 40 ccm Filtrat fügt man 10 ccm der Silbernitratlösung und 2 Tropfen Amylalkohol, um lästiges Schäumen zu verhindern. Man mische gründlich und lasse womöglich über Nacht stehen, damit sich das Chlorsilber gut absetzt. Dann gieße man vorsichtig, ohne daß der Niederschlag aufgerührt wird, die klare Flüssigkeit durch ein trockenes Filter und nehme 20 ccm des klaren Filtrates für die Titration.

Zu diesen 20 ccm setze man 4 ccm Stärkelösung und lasse nun tropfenweise KJ-Lösung bis gerade zur bestehenbleibenden Blaufärbung zufließen.

Berechnung: Die für die Titration benutzten 20 ccm Filtrat entsprechen 0,8 ccm Blut. Ferner sind zugesetzt 10 ccm Silberlösung, denen 20 ccm KJ-Lösung entsprechen, für die Endtitration sind aber nur $^2/_5$ benutzt, denen 8 ccm KJ-Lösung entsprechen würden, falls kein Chlorsilber niedergeschlagen worden wäre. Die Differenz zwischen 8 und der verbrauchten Anzahl Kubikzentimeter KJ-Lösung zeigt also die Menge Chlornatrium in 0,8 ccm Blut an. Die Zahl muß mit 125 multipliziert werden, um den Prozentgehalt zu bekommen, also:

125 × (8 ÷ verbrauchte ccm KJ-Lösg.) = mg NaCl in 100 ccm Blut.

Der „Schwellenwert" für normales menschliches Blut ist nach Mac Lean (Journ. exp. Med. 1915. Bd. 22, S. 212 und 366) 5,62 g im Liter. — Rinderblut enthält im Durchschnitt 4,53 mg in 1 g Blut.

10.

Bestimmung der Kohlensäurekapazität des Blutes (Bestimmung der Alkalireserve) nach van Slyke.[1]

Prinzip der Methode: Die Neutralisation der ins Blut gelangenden Säuren wird hauptsächlich durch $NaHCO_3$ besorgt. Werden im Körper nicht flüchtige Säuren produziert und sollen diese auf dem Wege über die Blutbahn ausgeschieden werden, so werden die Säuren — Milchsäure, Schwefelsäure,

[1] Van Slyke u. Cullen, Journ. biol. Chem. Bd. 30, S. 289, 347. 1917.

Acetessigsäure und andere Säuren — an das Natrium des $NaHCO_3$ gebunden und durch die Nieren ausgeschieden. Es findet also in diesen Fällen eine Verminderung der Kohlensäurekapazität statt, die als sicheres Zeichen einer bestehenden Acidosis angesehen werden kann. Sättigt man nun ein bestimmtes Quantum Blut mit Kohlensäure, entgast dann im Vakuum und mißt die Menge der gebildeten Kohlensäure, so kann man aus diesem Werte berechnen, wieviel Alkali im Blute zur Bindung von Säuren vorhanden war.

Normales Blut enthält in 100 ccm soviel Bicarbonat, um etwa 65 bis 90 ccm CO_2-Gas zu liefern, gemessen bei Zimmertemperatur und gewöhnlichem Druck.

Man verfährt nun so, daß man eine kleine Menge Oxalatplasma mit Kohlensäure (Ausatmungsluft) sättigt und nun eine gemessene Menge dieses vorbereiteten Plasmas im Apparat von van Slyke entgast. Das Volumen der ausgeschiedenen Kohlensäure wird gemessen.

Erforderliche Lösungen:

1. Amylalkohol.
2. 1 % carbonatfreies Ammoniak, etwas Methylorange enthaltend. Gewöhnliches 1 % Ammoniak wird mit wenig gesättigter $Ba(OH)_2$-Lösung versetzt. Das Bariumcarbonat wird abfiltriert und im Filtrat das überschüssige Ba durch Zusatz von wenig Ammonsulfat entfernt.
3. 10 % Schwefelsäure.

Der für die Bestimmungen erforderliche Apparat ist in Fig. 4 abgebildet. Zur Füllung braucht man etwa 1600 g Quecksilber.

Ausführung der Bestimmung:

a) Plasmagewinnung: Etwa 10 ccm Blut werden in ein Zentrifugiergläschen angesaugt, das ungefähr 20 mg Kalium- oder Natriumoxalat und etwas Paraffinöl enthält. Das Blut wird gut mit dem Oxalat gemischt und zentrifugiert, bis man eine genügende Menge klaren Plasma erhalten hat.

b) Sättigung des Plasmas mit CO_2.

Ungefähr 3 ccm Plasma werden in einen sauberen, trockenen Scheidetrichter von etwa 250 ccm Inhalt pipettiert. Dann wird das Ablaufrohr durch einen Gummischlauch mit einer $^1/_3$ bis

$^1/_2$ mit Glasperlen gefüllten Waschflasche verbunden, der Scheidetrichter horizontal gehalten und durch die Waschflasche hindurch, über die Flüssigkeit im Scheidetrichter hinweg, 12 mal Luft geblasen, indem man jedesmal tief, aber nicht forciert ausatmet. Dann wird der Scheidetrichter geschlossen und langsam hin- und hergerollt, so daß die Flüssigkeit sich auf der ganzen Oberfläche völlig ausbreitet und sich leicht mit CO_2 sättigt. Man bringt dann den Scheidetrichter wieder in die horizontale Lage, öffnet beide Hähne und bläst wieder 12 mal Luft hindurch. Nachdem man sodann wieder umgeschwenkt hat, ist das Plasma für die Bestimmung vorbereitet.

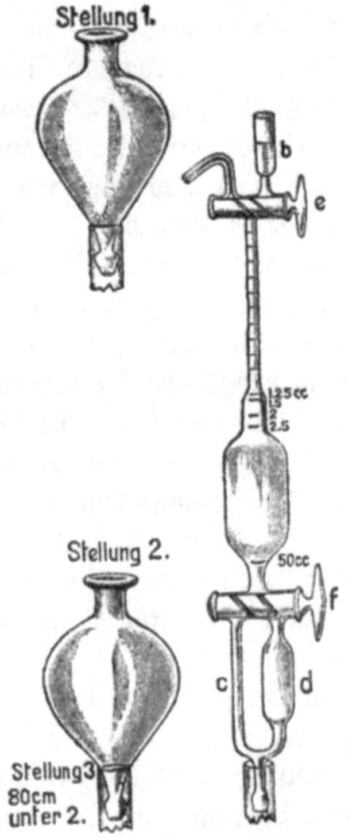

Fig. 4.
Apparat nach van Slyke zur Bestimmung der Kohlensäurekapazität. Die Quecksilberkugel wird mit dem Apparat durch etwa 1,5 m Druckschlauch verbunden.

c) Prüfung des Apparates auf guten Schluß. Ehe man nun die Bestimmung macht, sehe man nach, ob der Apparat dicht schließt. Dazu füllt man den ganzen Apparat mit Quecksilber (Stellung 1 der Kugel) und schließt dann den obersten Hahn *e*. Senkt man jetzt die Vorratskugel für das Quecksilber bei offenstehendem unteren Hahn *f* (Stellung 3), so wird das Quecksilber im Apparat allmählich fallen und einen luftleeren Raum erzeugen. Man läßt das Quecksilber bis unter den unteren Hahn *f* fallen. Wenn der Apparat nicht dicht schließt, wird jetzt Luft angesaugt. Um dies festzustellen, lasse man das Quecksilber wieder durch Heben der Kugel bis an den oberen Hahn *e* steigen. Wenn das Quecksilber jetzt den oberen Hahn wieder erreicht und keinen Luftraum frei läßt, hält der Apparat dicht und ist gebrauchsfertig. Ist der Apparat undicht, so muß man jetzt die Luft durch den oberen Hahn herauslassen, beide Hähne dichten und die Probe auf luftdichten Verschluß wiederholen.

d) Die Bestimmung selbst. Um die Bestimmung auszuführen, fülle man den Apparat mit Quecksilber und ebenso die Kapillare *b* an der rechten Seite des oberen Hahnes *e*. Dann bringe man in die Glaskammer *b* rechts über dem oberen Hahn 3 Tropfen 1 $^0/_0$ Ammoniak, das etwas Methylorange als Indikator enthält, ferner mit Hilfe einer Pipette unter diese Lösung 1 ccm des vorbereiteten Plasmas. Man lasse dann beides in den Apparat fließen. Mit der gleichen Pipette fügt man sodann 1 ccm Wasser hinzu, das man gleichfalls einfließen läßt; endlich gibt man etwa 1 ccm 10 $^0/_0$ Schwefelsäure hinzu und läßt diese gleichfalls vorsichtig einfließen. Nun schließe man sorgfältig den oberen Hahn *e*, öffne den unteren Hahn *f* so, daß der Weg durch die weitere rechte Kammer *d* geht und senke nun die Quecksilberkugel, so daß ein Vakuum entsteht (Stellung 3) und das Quecksilber bis zur 50 ccm-Marke sinkt. Dann wird der untere Hahn *f* sorgfältig geschlossen, der Apparat aus dem Halter genommen und 8 bis 10 mal von oben nach unten umgewendet. Nun wird der Apparat wieder befestigt, die Quecksilberkugel stark gesenkt (Stellung 3) und der untere Hahn *f* zur rechten Kammer geöffnet, so daß das ganze Quecksilber und fast alle Flüssigkeit in diese rechte Kammer ausfließen kann. Es darf aber keine Kohlensäure mit hineingehen. In diesem Augenblicke schließe man schnell den unteren Hahn *f*. Nun erhebe man die Quecksilberkugel (Stellung 2) wieder und lasse das Quecksilber jetzt durch die linke untere schmälere Kammer *c* wieder emporsteigen. Es wird sich ein gewisses Quantum CO_2 aus dem Blut entwickelt haben. Für die Ablesung halte man die Quecksilberkugel so, daß die Menisken des Quecksilbers im Apparat und in der Kugel in derselben Ebene sind. Die Röhre ist in Hundertstel kalibriert.

e) Berechnung: Von der abgelesenen Zahl ziehe man 0,12 ab (eine Durchschnittskorrektur für Temperatur und Druck). Unter 53 $^0/_0$ ist Acidosis und je niedriger das Resultat ausfällt, um so größer die Acidosis und um so schlechter die Prognose. Für die gewöhnlichen klinischen Zwecke ist diese Berechnungsmethode ausreichend.

Für eine genauere Berechnung ist es notwendig, außer der Anzahl ccm-CO_2 auch die Temperatur und den Barometerstand zu notieren.

Um dann die CO_2 bindende Fähigkeit des Plasma zu finden, benutze man die Tabelle.

Es sind z. B. gefunden 0,60 ccm CO_2 bei 25° und 746 mm, dann ist auf 760 mm reduziert:

$$0{,}60 \cdot \frac{746}{760} = 0{,}58 .$$

Und für 0,58 findet man für 25° 46,6 als Volumprozent CO_2 im Plasma als Bicarbonat gebunden.

Tabelle

zur Berechnung des CO_2-Bindungsvermögens des Plasmas.

(v = abgelesene ccm-CO_2. p = abgelesener Barometerstand.)

$v \cdot \frac{p}{760}$	ccm-CO_2, auf 0° und 760 mm reduziert, als Bicarbonat in 100 ccm Plasma gebunden				$v \cdot \frac{p}{760}$	ccm-CO_2 auf 0° und 760 mm reduziert, als Bicarbonat in 100 ccm-Plasma gebunden			
	15°	20°	25°	30°		15°	20°	25°	30°
0,20	9,1	9,9	10,7	11,8	0,60	47,7	48,1	48,5	48,6
1	10,1	10,9	11,7	12,6	1	48,7	49,0	49,4	49,5
2	11,0	11,8	12,6	13,5	2	49,7	50,0	50,4	50,4
3	12,0	12,8	13,6	14,3	3	50,7	51,0	51,3	51,4
4	13,0	13,7	14,5	15,2	4	51,6	51,9	52,2	52,3
5	13,9	14,7	15,5	16,1	5	52,6	52,8	53,2	53,2
6	14,9	15,7	16,4	17,0	6	53,6	53,8	54,1	54,1
7	15,9	16,6	17,4	18,0	7	54,5	54,8	55,1	55,1
8	16,8	17,6	18,3	18,9	8	55,5	55,7	56,0	56,0
9	17,8	18,5	19,2	19,8	9	56,5	56,7	57,0	56,9
0,30	18,8	19,5	20,2	20,8	0,70	57,4	57,6	57,9	57,9
1	19,7	20,4	21,1	21,7	1	58,4	58,6	58,9	58,8
2	20,7	21,4	22,1	22,6	2	59,4	59,5	59,8	59,7
3	21,7	22,3	23,0	23,5	3	60,3	60,5	60,7	60,6
4	22,6	23,3	24,0	24,5	4	61,3	61,4	61,7	61,6
5	23,6	24,2	24,9	25,4	5	62,3	62,4	62,6	62,5
6	24,6	25,2	25,8	26,3	6	63,2	63,3	63,6	63,4
7	25,5	26,2	26,8	27,3	7	64,2	64,3	64,5	64,3
8	26,5	27,1	27,7	28,2	8	65,2	65,3	65,5	65,3
9	27,5	28,1	28,7	29,1	9	66,1	66,2	66,4	66,2
0,40	28,4	29,0	29,6	30,0	0,80	67,1	67,2	67,3	67,1
1	29,4	30,0	30,5	31,0	1	68,1	68,1	68,3	68,0
2	30,3	30,9	31,5	31,9	2	69,0	69,1	69,2	69,0
3	31,3	31,9	32,4	32,8	3	70,0	70,0	70,2	69,9
4	32,3	32,8	33,4	33,8	4	71,0	71,0	71,1	70,8
5	33,2	33,8	34,3	34,7	5	71,9	72,0	72,1	71,8
6	34,2	34,7	35,3	35,6	6	72,9	72,9	73,0	72,7
7	35,2	35,7	36,2	36,5	7	73,9	73,9	74,0	73,6
8	36,1	36,6	37,2	37,4	8	74,8	74,8	74,9	74,5
9	37,1	37,6	38,1	38,4	9	75,8	75,8	75,8	75,4
0,50	38,1	38,5	39,0	39,3	0,90	76,8	76,7	76,8	76,4
1	39,1	39,5	40,0	40,3	1	77,8	77,7	77,7	77,3
2	40,0	40,4	40,9	41,2	2	78,7	78,6	78,7	78,2
3	41,0	41,4	41,9	42,1	3	79,7	79,6	79,6	79,2
4	42,0	42,4	42,8	43,0	4	80,7	80,5	80,6	80,1
5	42,9	43,3	43,8	43,9	5	81,6	81,5	81,5	81,0
6	43,9	44,3	44,7	44,9	6	82,6	82,5	82,4	82,0
7	44,9	45,3	45,7	45,8	7	83,6	83,4	83,4	82,9
8	45,8	46,2	46,6	46,7	8	84,5	84,4	84,3	83,8
9	46,8	47,1	47,5	47,6	9	85,5	85,3	85,2	84,8
0,60	47,7	48,1	48,5	48,6	1,00	86,5	86,2	86,2	85,7

Metzger & Wittig, Leipzig.